AF614309

MOYEN PRATIQUE

DE RECONNAITRE AVEC CERTITUDE

LA

MORT RÉELLE

ET D'ÉVITER

L'INHUMATION PRÉMATURÉE

FONDÉ

SUR L'ÉTUDE EXPÉRIMENTALE DE CERTAINS PHÉNOMÈNES PHYSIQUES DE LA VIE

PAR LE DOCTEUR

J. V. LABORDE

Ancien interne des hôpitaux, lauréat de l'Institut de France, etc.

« Natura non facit saltus. »

Un dessin gravé dans le texte.

PARIS

LIBRAIRIE DE G. MASSON

PLACE DE L'ÉCOLE-DE-MÉDECINE

1871

Te 56 89

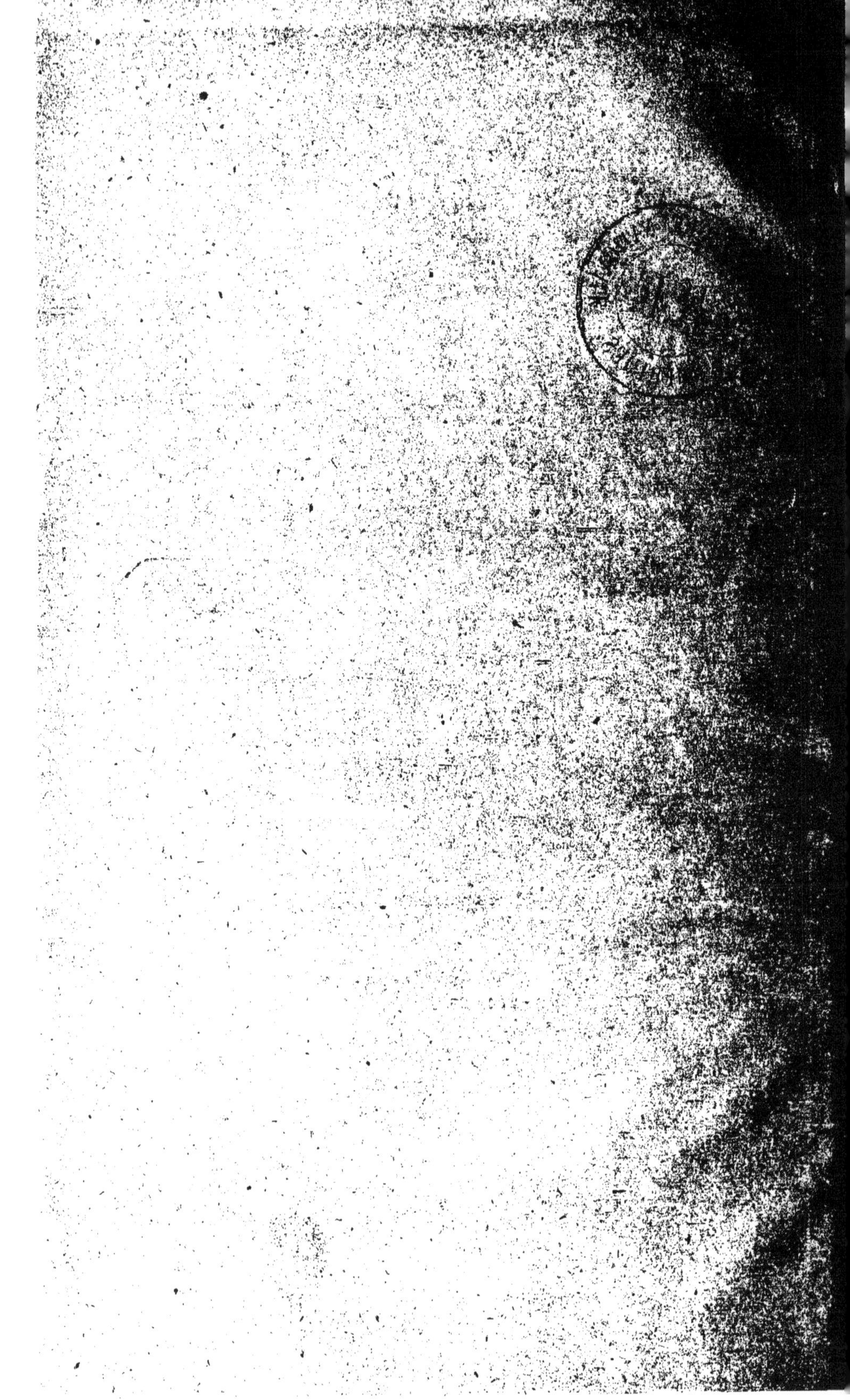

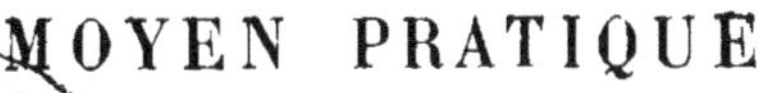

MOYEN PRATIQUE

DE RECONNAITRE AVEC CERTITUDE

LA

MORT RÉELLE

ET D'ÉVITER

L'INHUMATION PRÉMATURÉE

824

I

Lorsqu'on plonge à une suffisante profondeur, dans les tissus de l'homme ou d'un animal *vivant*, une aiguille d'acier *poli*, non *détrempée*, au bout d'un temps variable, mais généralement très-court, cette aiguille a subi à sa surface la modification suivante :

Elle a perdu son éclat métallique dans une plus ou moins grande étendue ; elle est ternie, ou, en propres termes, OXYDÉE.

L'*oxydation* de l'aiguille, dans ces conditions, n'est pas un fait isolé. Cette oxydation est subordonnée à la *température* des tissus dans lesquels elle se produit; et de plus elle coexiste avec le développement d'un *courant galvanique*.

L'étude de ces trois phénomènes, particulièrement appliqués à la solution du difficile problème de la *mort apparente* et de la *mort réelle*, fait l'objet de ce travail.

II

La connaissance du fait de l'*oxydation* d'une aiguille dans les tissus vivants n'est pas nouvelle, bien qu'étant de date récente.

A M. le professeur J. Cloquet appartient l'honneur de l'avoir signalé le premier, lorsque, il y a une trentaine d'années, il s'efforçait de systématiser une méthode thérapeutique empruntée aux Chinois, très-injustement délaissée aujourd'hui, et sacrifiée à des nouveautés qui assurément n'ont pas la même valeur.

Frappés par ce phénomène de l'*oxydation* des aiguilles à acupuncture, M. J. Cloquet et ses élèves, nommément M. le docteur Dantu (de Vannes), dont on connaît le savant et consciencieux ouvrage sur ce sujet, cherchèrent tout d'abord la relation qui pouvait exister entre cette manifestation physique et les effets favorables ou non de l'acupuncture.

Cette relation leur parut *négative ;* mais le dernier mot n'a pas été dit sur ce point, et ce n'est pas le lieu de nous y appesantir.

Une relation beaucoup plus importante, ainsi que nous le montrerons bientôt, c'est celle de l'oxydation avec la *température* des tissus où elle se produit.

MM. J. Cloquet, Dantu, Renard (de Mayence) ont observé, à ce sujet, que d'une manière générale l'oxydation de l'aiguille n'a pas lieu sur le *cadavre* ou une *portion de cadavre froids ;* mais, en ajoutant que sur le cadavre ou une portion de cadavre portés artificiellement à une température suffisante, c'est-à-dire voisine de la température normale du corps humain, l'oxydation des aiguilles réapparaissait, MM. Dantu et Renard ont commis une erreur ou plutôt une méprise que nous aurons bientôt l'occasion de redresser.

Enfin, MM. J. Cloquet et Pelletan (fils) d'abord, M. Pouillet ensuite, constatèrent qu'à l'oxydation de l'aiguille se liait intimement la formation d'un *courant galvanique* rendu manifeste par le multiplicateur de Shweiger.

Telles sont les particularités connues qui se rattachent à l'histoire de ce phénomène curieux, ignoré sans doute de bien des gens, et ignoré de moi-même jusqu'au moment où je crus l'avoir découvert. C'était en 1859, à l'hospice de Bicêtre, dans des circonstances que je demande la permissi n de rappeler brièvement :

Le 10 août 1859, étant de garde (1), je fus mandé du dehors pour un homme qui, suivant les termes de l'envoyé, « venait d'être trouvé *mort* dans un champ des environs ».

Je fis observer que, puisqu'il s'agissait d'un mort, je n'avais rien à y faire.

Cependant les scrupules d'un devoir à remplir me déterminèrent à me rendre à l'appel qui m'était fait.

Je fus introduit dans la boutique d'un épicier où se trouvaient groupées une douzaine de personnes, dont plusieurs s'efforçaient de *maintenir* sur une chaise le corps d'un individu qui glissait et retombait obstinément par son propre poids, et avait toutes les apparences d'un cadavre.

Pâleur de la face, lividité des lèvres, demi-fermeture des yeux avec passivité des paupières, flétrissure commençante, ou tout ou moins sécheresse de la cornée, bouche entr'ouverte et chute du maxillaire inférieur, réfrigération de la peau, surtout aux extrémités, lividité des ongles, etc., tout à l'extérieur et objectivement annonçait la mort.

Le pouls était complétement absent, ou du moins imperceptible dans toute l'étendue accessible des artères radiales, brachiales, *carotides* et *fémorales*.

La main fortement appliquée à plat sur la région précordiale ne percevait pas le moindre mouvement, et, à l'auscultation, il nous était impossible de saisir le moindre bruit *défini*, pas

(1) Ce fait a déjà été relaté dans la thèse d'agrégation de M. le docteur Parrot, mais très-sommairement et à un seul point de vue : celui de l'*absence des bruits cardiaques*.

plus dans la région cardiaque que dans toute l'étendue de la surface thoracique.

L'oreille, longtemps appliquée sur la paroi thoracique antérieure gauche, percevait seulement une espèce de murmure confus et profond, n'ayant d'ailleurs aucun des caractères d'un bruit *cardiaque* même anomal. Ce murmure ne se produisait plus, ou du moins n'était plus perçu, lorsque nous faisions intervenir le stéthoscope.

Convaincu que la mort était bien accomplie chez cet homme, sur lequel nous n'avions, du reste, aucune espèce de renseignement (2), je donnai le conseil de faire procéder aux constatations légales par M. le commissaire de police, et j'allais me retirer, lorsqu'il me vint à l'idée d'essayer une saignée.

Je la pratiquai au lieu d'élection au bras droit; la piqûre étant largement faite, je vis apparaître quelques gouttes de sang très-noir, poisseux et *chaud;* des frictions répétées sur le trajet des veines de l'avant-bras amenèrent la sortie de quelques gouttes encore.

Quelle que fût, à mes yeux, la signification de ce fait de très-minime importance en réalité, j'y puisai je ne sais quel pressentiment qui me détermina à faire transporter le corps dans le service de l'infirmerie, celui de mon regretté maître le docteur Léger.

Ce qui suit prouve combien j'eus à me louer de cette détermination, puisque le malade, je pourrais dire le cadavre, a été rappelé à la vie.

Mais quelque intérêt que présentent ces détails de l'observation, je dois, pour ne pas fatiguer l'attention du lecteur, m'attacher aux particularités qui ont exclusivement trait à mon sujet.

Pour interroger la sensibilité profonde chez le prétendu cadavre, car il put être ranimé, j'avais enfoncé successivement plusieurs aiguilles d'acier poli dans les masses musculaires des mollets et de la région supérieure des cuisses; et comme nulle réaction ne répondait à cet appel énergique, je retirais les aiguilles peu après les avoir implantées dans les tissus.

(1) Nous avons appris plus tard que des libations plus qu'abondantes de boissons alcooliques étaient la cause première de cet accident.

Mais l'une de ces aiguilles ayant été oubliée dans l'une des jambes pendant plus d'une heure, je ne fus pas peu surpris, en la retirant, de voir toute sa surface recouverte d'une tache continue, ayant les apparences de la *rouille.*

Je fus d'autant plus tenté, je le déclare, de chercher à provoquer de nouveau ce phénomène, que j'avais affaire, pour le moment, à des tissus absolument insensibles : une nouvelle aiguille fut implantée dans un point similaire de la jambe droite; vingt minutes après, elle avait subi à sa surface les mêmes modifications que la précédente, mais avec moins d'intensité, à cause sans doute de la différence du temps de l'implantation.

Ce même phénomène se produirait-il sur un vrai cadavre, sur un cadavre confirmé...?

Telle fut l'idée qui surgit immédiatement dans mon esprit.

L'expérience était facile à réaliser, et sitôt que je pus m'arracher à mon malade, pour ainsi dire ressuscité, je courus à l'amphithéâtre.

Plusieurs aiguilles enfoncées dans les masses musculaires des jambes d'un cadavre de la veille, et laissées en place vingt minutes, une demi-heure, une heure, furent toujours retirées vierges et nettes de toute tache à leur surface.

Ce fait, devenu le point de départ de ce travail, me parut tout d'abord, en raison des circonstances où il s'était révélé, de nature à résoudre pratiquement la question de la mort apparente, et conséquemment celle de la mort réelle.

Les résultats de mes recherches ultérieures sont venus confirmer cette présomption, et lui donner, dans ma conviction, les caractères d'une vérité scientifique.

L'*oxydation* d'une aiguille dans les conditions dont il s'agit, et les phénomènes *thermiques* et *électriques* qui s'y rattachent intimement et qui peuvent être aussi appréciables que l'oxydation elle-même, constituent, selon nous, *un signe constant de mort apparente ; l'absence complète d'oxydation* et des phénomènes concomitants est *un signe constant de mort réelle.*

L'oxydation seule ou la non-oxydation de l'aiguille constituent un signe, que l'on peut dire *vulgaire*, de *la mort apparente et de la mort réelle.*

Telle est la thèse que je me propose de développer à la lumière de l'observation et de l'expérimentation.

III

Avant d'entrer dans le cœur de cette étude, il est indispensable de faire connaître les moyens et les instruments qui m'ont servi à la poursuivre.

Ce n'est qu'après de nombreux tâtonnements et de nombreux essais que je suis parvenu à réaliser, à cet égard, quelque chose de satisfaisant.

J'avais à étudier trois phénomènes principaux :

L'*oxydation* de l'aiguille ;

La *température* correspondante des tissus ;

Le *courant galvanique* concomitant.

Tout au début de mes recherches, j'ai dû faire appel à des moyens séparés et individuels propres à l'étude de chacun des phénomènes qui précèdent : d'un côté, une *aiguille* d'acier poli à acupuncture ; de l'autre, un *thermomètre* ordinaire, que j'enfonçais dans les tissus à l'aide d'une incision préalable ; enfin un galvanomètre.

Mais je me suis constamment appliqué depuis, non-seulement à modifier chacun de ces moyens dans le sens de leur appropriation la plus parfaite, mais encore je me suis efforcé de les réunir de façon à ne constituer qu'un seul et unique instrument, le plus simple et en même temps le plus applicable possible.

Je crois avoir atteint ce but par le petit instrument que voici :

En principe, c'est un thermomètre de dimension exactement appropriée à l'échelle de température qui doit être parcourue, dans l'espèce, thermomètre à mercure, d'une grande sensibilité, terminé, du côté de la boule ou cuvette, par un petit ajutage auquel vient se visser l'aiguille à oxydation.

Mais si cet instrument remplissait le but pour l'expérimentation nécessaire, il présentait trop de *fragilité* pour la pratique des applications auxquelles nous le destinions, et, après lui avoir fait subir maintes modifications, nous nous sommes arrêté aux suivantes :

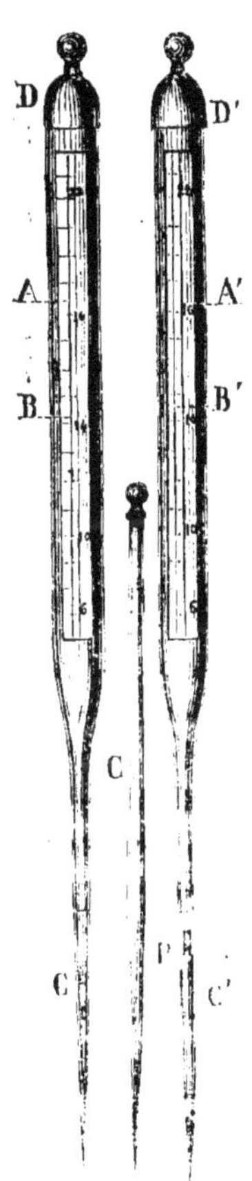

Le *thermomètre* (1) est renfermé dans un *tube d'argent* auquel il s'adapte parfaitement dans toute son étendue, sa cuvette ayant une forme allongée faite pour pénétrer aussi loin que possible dans l'extrémité inférieure *effilée* du tube.

Le tube lui-même est ouvert en avant dans une hauteur suffisante pour laisser voir *l'échelle thermométrique;* il est effilé en pointe à son extrémité inférieure, à laquelle vient se visser une aiguille d'*acier poli* d'environ 2 centimètres de long, terminée supérieurement en *pas de vis*, et offrant dans son milieu un *renflement* graduel destiné à présenter, en quelque sorte, en *relief*, le phénomène de l'oxydation, ou à rendre plus évidente l'absence de ce phénomène.

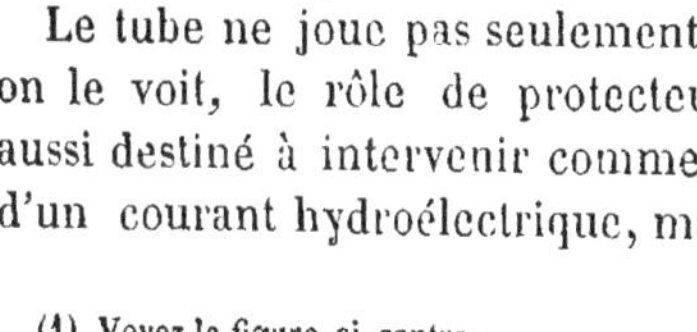

Enfin, le tube se termine à son extrémité supérieure par un couvercle à frottement disposé de façon à recevoir par accrochement le bout approprié d'un fil conducteur électrique.

Le tube ne joue pas seulement, comme on le voit, le rôle de protecteur, il est aussi destiné à intervenir comme conducteur, non-seulement d'un courant hydroélectrique, mais encore de la température.

(1) Voyez la figure ci-contre.

On sait, en effet, avec quelle facilité s'échauffe le métal; il suffit d'enfoncer dans les tissus de quelques millimètres l'extrémité effilée du tube, pour qu'il prenne et communique immédiatement au thermomètre la température de ces tissus.

Pour favoriser encore cette communication, nous avons fait interposer entre le verre et les parois du tube des feuilles d'argent qui rendent ainsi le contact plus intime. De plus, comme le métal conserve plus longtemps que le verre l'impression calorifique, il en résulte que l'instrument, ainsi disposé, réalise jusqu'à un certain point les conditions d'un thermomètre à maxima; c'est d'ailleurs ce que l'expérimentation démontre.

Le petit appareil est complété par l'adjonction d'une *aiguille plus longue que la précédente, renflée* comme elle à son centre, et destinée à être employée, au besoin seule, pour réaliser le phénomène de l'oxydation. Elle se termine, à son extrémité supérieure, par une tête disposée comme celle du tube, de façon à recevoir par accrochement le bout d'un fil conducteur électrique.

Enfin, un galvanomètre très-portatif, approprié aux recherches dont il s'agit, doit compléter l'appareil.

Nous avons eu l'idée de réunir le multiplicateur au tube thermométrique, de façon à n'avoir, en définitive, qu'un seul et unique instrument; l'exécution de cette idée se poursuit, et nous espérons la voir bientôt réalisée (1).

Nous aurons à revenir et à insister spécialement sur le mode d'emploi de ce petit appareil; il importait, pour le moment, d'en donner la description; nous pouvons maintenant entrer dans l'étude des applications.

(1) Je me fais un devoir et un plaisir d'adresser mes plus vifs remerciements à M. G. TROUVÉ, qui m'a prêté le concours de son ingénieux talent pour la construction et le perfectionnement de ce petit appareil. Je prie également M. CAULIER d'agréer l'expression de ma reconnaissance pour la part si active qu'il a bien voulu prendre à la partie de ces recherches qui touche plus spécialement à la chimie, et aussi aux particularités qui concernent la meilleure adaptation des diverses pièces du petit instrument. Le thermomètre a été construit par MM. Alvergnat frères, bien connus pour leur talent de constructeurs.

IV

L'*oxydation* d'une aiguille d'acier poli, à la suite de son implantation dans les tissus animaux, est un phénomène essentiellement vital ; il faut, en d'autres termes, que les tissus soient vivants dans toute l'acception physiologique du mot, pour que le phénomène en question se produise.

Lorsque la *vie* a cessé dans ses manifestations intimes (nous nous expliquerons bientôt plus amplement à ce sujet), l'*oxydation* n'a plus lieu.

C'est bien d'un véritable phénomène d'oxydation qu'il s'agit, ainsi que le démontre l'examen, par divers procédés, de la couche grise ou noirâtre qui recouvre l'aiguille.

Cette tache, en effet, se présente à la surface de l'aiguille, sous deux aspects principaux

Ou bien elle est constituée par un *dépôt continu* recouvrant entièrement et d'une extrémité à l'autre la surface de l'aiguille ; ou bien elle s'offre sous la forme de *couches irrégulières disposées en zones ou anneaux multiples* plus ou moins nombreux et rapprochés.

Cette différence dans les dispositions et l'intensité de la tache dépend de circonstances spéciales qui ne nous sont pas encore parfaitement connues : le temps plus ou moins long durant lequel l'aiguille reste implantée, et surtout les conditions plus ou moins favorables à la production du phénomène, en particulier l'*époque* plus ou moins éloignée du moment de la *mort réelle.*

Plus on s'éloigne, en effet, du moment de la mort définitive des tissus, plus l'oxydation a de la tendance à se manifester sous forme d'*anneaux* séparés, signes de sa décroissance.

Il est important de faire remarquer que les zones ou anneaux forment habituellement un *cercle complet* et régulier qui embrasse tout le pourtour de l'aiguille. Nous verrons qu'il n'en est pas de même lorsque la même tache est due exclusivement à du *sang*.

Si l'on enlève par le raclage des parcelles de la tache et qu'on les soumette à l'examen microscopique, on y constate tous les caractères histologiques de l'*oxyde* de fer :

Amas brun-rougeâtre opaques, amorphes, sans mélange d'éléments figurés ou cristallins, notamment sans mélange de globules sanguins, de cristaux d'hématoïdine ou d'autres éléments hématiques.

Plongées dans l'eau durant un temps suffisant, les aiguilles ainsi *maculées* se dépouillent en grande partie de leur tache, par le fait de la dissolution partielle de l'oxyde par l'eau.

Si l'on chauffe l'aiguille rouillée à la flamme d'une bougie, par exemple, la tache ne *bouge pas*, ce qui est également caractéristique de l'oxyde de fer ; *enfin, dernier et essentiel caractère*, si l'on traite la tache par l'*acide oxalique* d'abord, et ensuite la solution d'*oxalate de fer* par le *cyanure de potassium* acidulé par une goutte d'acide chlorhydrique, on obtient la couleur jaune caractéristique.

Tel est, considéré en lui-même, le phénomène de l'oxydation de l'aiguille. Examinons de plus près comment et dans quelles conditions il se produit, quelles circonstances le favorisent ou lui sont contraires; quelles sont les manifestations concomitantes de ce phénomène.

V

Entre l'*oxydation* de l'aiguille et la *température* des tissus où se produit cette oxydation, existe un *lien intime*, le même lien qui existe entre la température et la vie de ces tissus.

Plus la température, à partir de son taux normal, décroît au sein des tissus, moins l'oxydation a de la tendance à se produire. On peut suivre expérimentalement cette décroissance parallèle et arriver à déterminer exactement, ainsi que nous l'avons fait, le degré auquel l'oxydation n'a plus lieu, et par conséquent le moment où tout *phénomène vital* a cessé dans l'organisme.

Depuis le degré moyen normal de la température profonde des tissus, notamment du tissu musculaire, degré qui oscille entre 37 et 38 degrés centigrades, jusqu'au chiffre minimum extrême de 25 degrés centigrades, l'*oxydation* peut se produire, mais avec une décroissance proportionnelle à celle de la température. A partir de cette limite inférieure, l'*oxydation* n'a plus lieu, du moins avec les caractères que nous lui avons assignés.

Voilà ce qu'il est permis d'établir en principe d'après le résultat constant de nos expériences, dans les conditions habituelles et normales. Nous verrons bientôt quelles sont les circonstances qui apportent, non point des exceptions, mais quelques modifications à cette règle.

Est-il vrai qu'en restituant artificiellement au cadavre une température voisine de la température normale du corps vivant, on obtienne la réapparition de l'oxydation et des phénomènes qui l'accompagnent ?

MM. Dantu et Renard, quoique placés à un tout autre point de vue que nous, ont cherché à résoudre cette question et y ont répondu affirmativement. C'est une erreur.

Déjà M. le professeur J. Cloquet a dévoilé cette erreur dans des expériences inédites qu'il a eu l'obligeance de nous communiquer, lorsque je rédigeais, avec mon regretté maître Debout, l'article *Acupuncture* du DICTIONNAIRE ENCYCLOPÉDIQUE DES SCIENCES MÉDICALES (1).

J'ai depuis répété et poussé plus loin mes expériences, en m'attachant à l'étude particulière de l'influence de la température ambiante. Les résultats auxquels je suis arrivé ont, dans l'espèce, une importance capitale, car ils sont de nature à prévenir la possibilité d'une erreur ou d'une confusion grave.

L'échauffement du cadavre par la *radiation solaire*, même

(1) Voyez cet article, p. 106 de ce recueil.

quand celle-ci est des plus intenses (1), n'exerce qu'une influence très-secondaire sur la production des phénomènes que nous étudions. Cette production peut être sensiblement accélérée dans les conditions où elle doit se réaliser, lesquelles sont encore les conditions de la vie.

Mais quelle que soit l'élévation de la température ambiante naturelle à laquelle le cadavre d'un animal est exposé, lorsque le défaut d'oxydation de l'aiguille aura eu lieu et se sera maintenu, ce résultat sera *définitif*, et l'on n'observera plus la réapparition de l'*oxydation*, ni des phénomènes électriques qui l'accompagnent. Et cependant le *thermomètre* s'élève, dans ces circonstances, de *quelques degrés*, ce qui prouve que c'est moins la température en elle-même que la *source* d'où elle émane qui intervient dans la manifestation des phénomènes dont il s'agit.

Les actions moléculaires intimes ne s'exerçant plus, en effet, que sur des éléments organiques *privés de vie*, toute source de chaleur *vitale*, c'est-à-dire de la chaleur produite par les *combustions internes*, est éteinte. Mais je touche là à un ordre de questions que je m'efforce de laisser pour le moment de côté, désirant me renfermer, afin de lui laisser toute sa clarté, dans l'étude en quelque sorte pratique et d'application que je poursuis.

L'influence de la température extérieure porte donc sur le *temps* que met à se refroidir le cadavre, et non point sur la *réalisation* même des phénomènes physico-chimiques qui s'accomplissent au sein des tissus. Une fois que la température de ces tissus s'est abaissée au degré moyen qui marque la cessation des actions dépendantes de la vie, la température ambiante, quelque élevée qu'elle soit, ne peut leur restituer la température normale qui leur est propre dans l'état de vie. Le résultat de l'expérimentation ne saurait laisser de doute à ce sujet.

Voici quelques exemples sommaires :

Le 10 août 1869, par une température extérieure de 24°, en plein air, à 8 heures du matin, submersion d'un cochon d'Inde, mâle très-

(1) Nous avons fait l'expérience à l'air libre, en *pleine canicule*.

vigoureux, dont la température profonde dans es muscles de la cuisse est de 37°,5.

A 8 h. 25, tout battement du cœur a cessé, la mort est définitive ; température musculaire, 20° ; à 8 h. 40, 18°; à 9 h. 20, 17°; à 10 heures, 15°, fixe; se maintient encore à *midi* à ce degré.

Dans moins de deux heures, la température des tissus profonds s'est abaissée de plus de moitié, malgré l'influence d'une température ambiante relativement élevée.

Le 14 juin dernier, par une température caniculaire de 30° à l'air, chez une poule morte spontanément et subitement (atteinte depuis ongtemps d'hydropisie) ; à 5 heures du soir, deux heures après la mort, à l'air libre, température profonde des muscles pré-pectoraux, 39° cent.; à 7 heures, 37°; à 9 heures, 35° un quart.

Le lendemain matin, à 8 heures, dans une petite chambre close, où elle est restée la nuit, 25°. Mise à l'air libre, elle se maintient à 25° (température ambiante, 30° au soleil). Le soir, à 4 heures (vingt-quatre heures après la mort), il n'y a plus que 20° fixes.

Le 16 février 1870, à l'École pratique (cabinet de M. Ledentu), température extérieure, 0°; température du pavillon fortement chauffé, 5°; cadavre nouveau, complétement refroidi à sa surface : le thermomètre, enfoncé dans les muscles de la cuisse gauche (région antérieure) marque 0° et s'y maintient.

Dans les muscles de l'avant-bras, du même côté, même température, 0°. Deux aiguilles d'acier poli enfoncées dans les mêmes tissus restaient absolument NETTES, une heure après le commencement de l'expérience.

Lorsque la température profonde du cadavre a atteint le *degré minimum de refroidissement*, — lequel est nécessairement en rapport avec les conditions thermiques extérieures actuelles, — elle se maintient à peu près fixe à ce degré; mais toujours elle est au-dessous de la température du milieu, et la différence est au moins exprimée en moyenne par 1 ou 2 degrés centigrades.

Il importe de noter que, quelque élevée que soit la température ambiante, jamais elle n'atteint, dans nos climats, le chiffre normal de la température des tissus organiques.

Voilà pour l'influence du milieu que l'on peut appeler saisonnier.

Voyons maintenant celle d'une température artificielle.

L'échauffement d'un cadavre ou d'une portion de cadavre à l'aide de la température *ignée*, d'un certain degré de *cuisson*, par exemple, ramène-t-il en réalité les conditions efficaces de la production de l'*oxydation* et des phénomènes concomitants?

Il était facile de s'éclairer sur ce point par l'expérimentation.

Lorsqu'on plonge une de nos aiguilles dans un tissu organique préalablement soumis à un certain degré de *cuisson*, cette aiguille peut perdre, il est vrai, plus ou moins son *poli*, et devenir noirâtre dans quelques points de sa surface. Mais ce qui se passe là diffère profondément de l'*oxydation spontanée* que nous avons vue se produire au sein des *tissus vivants.*

L'aiguille d'acier se comporte au milieu des tissus *chauffés* et *brûlants* comme si on la présentait directement à la *flamme*, ou comme si on la plongeait dans des *charbons ardents ;* elle subit, en un mot, la *détrempe par le feu.*

Ce sont là des conditions qu'il serait difficile, en vérité, de rencontrer normalement sur un cadavre.

Ainsi, l'influence de la *chaleur ambiante*, naturelle ou artificielle, sur les tissus organiques privés des actes physico-chimiques qui s'accomplissent durant *la vie*, ne leur restitue point la possibilité de reproduire les phénomènes qui dérivent de ces actes, notamment l'*oxydation* de l'aiguille.

Cette oxydation reste donc, malgré ces circonstances, un *indice de vie*, et son absence un *signe de mort.*

Il était intéressant de rechercher quelle relation pouvait exister entre les phénomènes d'oxydation et de température d'une part, et l'apparition d'un autre phénomène des plus importants parmi ceux de la mort réelle : LA RIGIDITÉ CADAVÉRIQUE.

La grande variabilité de l'époque à laquelle se montre la *rigidité cadavérique* ne permet guère d'arriver sur ce point à des résultats constar s, mais de nombreuses expériences nous ont conduit à cette donnée générale : que *toutes les fois que la rigidité cadavérique, grâce à des conditions de mort identiques, se manifeste à une époque assez éloignée de la mort pour que la température des muscles soit descendue à la limite qui marque la cessation des phénomènes d'oxydation, cette cessation est définitive et coïncide avec la rigidité elle-même.*

Il y a, en effet, un rapport immédiat entre le phénomène de l'oxydation et la manifestation fonctionnelle de la *contractilité musculaire.*

Si, après avoir plongé une aiguille dans le *tissu musculaire* d'un être vivant, on provoque la contraction des muscles soit par les procédés naturels, soit par un moyen artificiel (la galvanisation par exemple), l'oxydation de l'aiguille se produit plus rapidement et avec plus d'intensité.

J'ai souvent répété sur moi-même cette expérience en implantant une aiguille dans les muscles de ma jambe et en provoquant ensuite volontairement dans ces muscles une série de contractions *statiques.*

Ce résultat d'ailleurs devait être prévu; il est en parfaite concordance avec le fait de la *transformation des forces : l'activité musculaire* développe de la *chaleur*. Or, nous avons montré qu'un rapport étroit et constant existe entre le développement de la *température* et l'*oxydation* de l'aiguille.

D'un autre côté, qu'est-ce que la *rigidité cadavérique* au point de vue où nous sommes placé? C'est l'*expression ultime* de la propriété de la fibre musculaire. L'apparition de ce phénomène marque en réalité la cessation des *manifestations vitales* dans les éléments histologiques de ce tissu. Eh bien, l'absence concomitante de l'*oxydation* exprime absolument un fait de même nature.

C'était là, nous le verrons bientôt, un point très-important à établir dans cette étude.

VI

Les phénomènes corrélatifs d'*oxydation* et de *température* que nous venons de signaler, expression indubitable d'actions moléculaires physico-chimiques se passant au sein des tissus vivants, devaient faire prévoir la coexistence de *phénomènes électriques* liés plus ou moins intimement aux précédents. L'expérience confirme cette prévision.

Une aiguille étant implantée dans les tissus vivants, si au bout de dix, vingt ou au plus trente minutes, c'est-à-dire au bout d'un temps suffisant pour que l'*oxydation effective* (1) de l'aiguille se soit produite, on implante une seconde aiguille non loin de la première, — si l'on réunit, à l'aide d'un fil isolant, les têtes des aiguilles, et si les fils sont mis en communication avec les pôles d'un galvanomètre suffisamment sensible, — on verra se produire une déviation de l'aiguille galvanométrique en rapport avec l'intensité du phénomène d'oxydation.

C'est, avons-nous dit, lorsque l'*oxydation effective* de l'aiguille s'est produite que le courant se manifeste. En effet, tant que l'oxydation n'a pas eu lieu, on n'observe aucune trace de manifestation galvanique.

Si l'on emploie simultanément des aiguilles réfractaires à l'oxydation, dans les conditions dont il s'agit, par exemple des aiguilles de *platine*, les phénomènes galvaniques font absolument défaut (2). De plus, d'après nos expériences, l'*intensité* du phénomène galvanique paraît être proportionnelle à l'*intensité* de l'oxydation; et comme cette oxydation a un maximum qui ne peut être, dans les circonstances habituelles, dépassé, il en est de même du courant galvanique concomitant.

La direction du *courant* est déterminée par l'*intensité* relative des phénomènes qui se passent dans les aiguilles, c'est-à-dire que la *déviation* se fait du côté de l'aiguille qui se trouve dans les conditions les plus efficaces d'*oxydabilité*. Or, ces conditions sont essentiellement celles de la *vie* des tissus organiques : d'où il résulte que la déviation de l'aiguille galvanométrique, dans les circonstances dont il s'agit, *exprime*,

(1) Nous entendons par *effective* l'oxydation constituée par la présence très-visible d'une couche d'oxyde à la surface de l'aiguille.

(2) Il ne faut pas les confondre avec les phénomènes thermo-électriques.

pour ainsi dire, la *réalité* de la vie du côté où cette déviation a lieu.

Si l'on opère en même temps sur un *cadavre* d'un côté, sur un *corps vivant* de l'autre, c'est constamment et fatalement du côté du *corps vivant* que sera entraînée l'aiguille galvanométrique. En un mot, et s'il nous est permis d'employer la formule la plus brève pour exprimer ce fait : *le courant va de ce qui est mort à ce qui est vivant,* — DE LA MORT A LA VIE.

Ces faits n'ont assurément rien de contradictoire avec ce que nous savons aujourd'hui des lois de la physique en ce qui concerne les *courants électro-organiques,* et il était même facile de prévoir que les choses devaient se passer de la sorte; mais il était important de donner à ces résultats la consécration de l'expérimentation directe, surtout en vue des applications que nous poursuivons spécialement dans cette étude. D'ailleurs, c'est pour ne point nous écarter des limites strictes de ces applications que nous passons sous silence une foule de détails qui se rattachent au même ordre de phénomènes, et dont on peut faire profiter, ainsi que nous le montrerons ailleurs, la physiologie normale et pathologique.

Nous ne tirerons, quant à présent, de ce qui précède que la seule conclusion suivante, c'est que : *la réalité d'un courant galvanique lié intimement à l'oxydation effective des aiguilles dans les tissus vivants permet une graduation galvanométrique en rapport exact avec la production du phénomène d'oxydation lui-même.*

C'est sur ce principe que se trouve fondée la construction de notre petit appareil.

VII

Nous sommes arrivé à la connaissance exacte de *trois ordres de phénomènes* simultanés et solidaires dans leur manifestation :

1° *Oxydation* de l'aiguille d'acier implantée dans les tissus vivants;

2° *Température* correspondante de ces tissus;

3° Développement d'un *courant galvanique ou hydro-électrique concomitant.*

La représentation de ces trois phénomènes dans leur simultanéité et leur solidarité pouvant d'ailleurs être faite à l'aide de notre petit instrument, dont on comprend mieux maintenant le but et la portée.

Or, d'après tout ce qui précède, la production de ces phénomènes est essentiellement et nécessairement liée à la *vitalité* des tissus, c'est-à-dire à l'accomplissement des actions intimes d'ordre physico-chimique qui se passent au sein des tissus *vivants.* En effet, au fur et à mesure que décroissent ces manifestations intimes de la vie, on voit s'atténuer aussi les phénomènes dont il s'agit et qui paraissent en être la traduction exacte ; et lorsque les premières ont cessé complétement et ont fait place à la phase de destruction, les seconds cessent également.

D'où il résulte que l'*absence totale* de ces phénomènes est un *signe* de la *mort.*

Cette conclusion, à laquelle nous avons été conduit par des expériences *directes ou positives*, trouve également sa justification dans la *preuve négative.*

VIII

Si l'on plonge le thermomètre armé de son aiguille dans les masses musculaires de la cuisse, par exemple, d'un cadavre déjà *froid* à sa surface, — pour autant que l'on attende, l'*oxydation* ne se produira pas, — l'aiguille galvanométrique restera indifférente et stable, et, de son côté, le thermomètre marquera un degré minimum incompatible avec la formation de l'oxydation.

Eh bien ! ces conditions, toutes contraires de celles que nous rencontrions tout à l'heure, sont précisément celles de la *mort accomplie.*

IX

Le lecteur a pressenti les applications immédiates qui découlent des données que je viens de faire passer rapidement sous ses yeux.

Ces données, empruntées sans exception à l'observation expérimentale, nous mettent en possession de moyens qui, soit individuellement, soit simultanément et solidairement, peuvent constituer des signes de la *mort apparente* et de la *mort réelle* :

Signes positifs d'un côté;

Signes négatifs de l'autre.

Nous avons à les étudier maintenant au point de vue de leur certitude et de leur application pratique.

Voyons-les d'abord dans le cas de *mort apparente*.

A. — De la mort apparente.

Toutes les fois que le thermomètre armé de l'aiguille sera plongé dans les tissus profonds, notamment dans le tissu musculaire, sur un homme ou sur un animal offrant les *apparences de la mort*, si, au bout de dix à vingt minutes en moyenne, l'aiguille présente des *taches ou zones d'oxyde très-évidentes*; si, en même temps, le thermomètre s'élève au-dessus du degré minimum qui marque la limite de production de l'oxydation, c'est-à-dire au-dessus de 30 dcgrés centigrades; et si enfin l'appareil galvanique donne un résultat appréciable, on peut être assuré que des *phénomènes de vitalité* se passent encore au sein des tissus organiques, et que la vie n'est pas absolument et irrémédiablement éteinte chez l'individu.

C'est là un résultat constant de l'expérimentation dans le

conditions diverses et habituelles de la *mort apparente*, dont le type est la *syncope*.

L'espèce ou la variété causale de la mort apparente a, d'après les résultats de nos expériences particulières, une réelle influence sur l'apparition des phénomènes dont il s'agit. Cette influence peut être appréciée d'une façon générale par le *plus ou moins de rapidité* que la cause morbide entraîne dans la *réfrigération* des tissus. La *submersion* doit être placée à ce point de vue en première ligne; aussi le passage, en ce cas, de la mort *apparente* à la mort *réelle* se fait-il très-vite; et c'est pourquoi il importe d'apporter le plus de rapidité possible dans la mise en œuvre des moyens propres à ramener la vie.

Il n'est pas sans intérêt ni sans utilité de rappeler brièvement quelques exemples :

Le 10 août 1869, submersion d'un cochon d'Inde mâle très-vigoureux. Température des muscles de la cuisse avant l'expérience, 37°,5 (1). L'animal est plongé sous l'eau à 8 heures du matin ; retiré au bout de trois minutes, l'exorbitisme existe ; l'animal fait quelques bâillements à longs intervalles, les battements du cœur ne sont plus sentis à la palpation du thorax. Température descendue à 30 degrés d'abord, puis rapidement à 27, 28, 25 degrés.

Une aiguille à acupuncture, étant enfoncée dans la pointe du cœur, est agitée de petits mouvements oscillatoires, et aussitôt l'animal fait une ample inspiration, puis une seconde, pendant lesquelles la colonne thermométrique oscille de 1 degré *ascendant*.

L'aiguille à acupuncture est retirée, tout mouvement respiratoire cesse. Le cœur, mis à nu, n'offre que quelques contractions auriculaires lentes, puis s'arrête complétement. Il est 8 h. 25 (vingt-cinq minutes se sont écoulées depuis le début de l'expérience), la température des muscles est alors de 20 degrés ; à 8 h. 40, elle tombe à 18 degrés.

L'*aiguille d'acier*, restée un quart d'heure en place, n'offre pas la moindre trace d'oxyde à sa surface ; puis la température baisse successivement jusqu'à 15 degrés et s'y fixe.

Ainsi, en vingt-cinq minutes, la température profonde s'est

(1) Température extérieure, à l'air, 24 degrés.

abaissée de plus de 15 degrés centigrades chez cet animal, tué par submersion ; et déjà à ce moment, à part l'indice de la température, l'aiguille à essai donnait le *signe* de la *mort réelle*.

Une autre particularité remarquable de cette expérience, sur laquelle nous aurons à revenir, c'est l'*oscillation ascendante* de la température lorsque, dans l'état de mort apparente, on réveille, à l'aide d'excitations directes, les mouvements cardiaques prêts à s'éteindre.

Chez un jeune cochon d'Inde, nous provoquons une *syncope prolongée* par l'arrêt des battements du cœur à l'aide de la compression.

A 5 h. 25 du soir, le doigt, au contact du cœur, ne sent plus la moindre contraction de cet organe. La température profonde des muscles des cuisses, qui, avant l'expérience, était de 37°,4, est descendue à 33 degrés.

A 5 h. 40, elle est à 30 degrés dans les muscles ; à 34 degrés dans la cavité thoracique.

A 6 h. 10, 26 degrés (cuisse), 31 degrés (thorax).

A 7 heures un quart, 24 degrés (cuisse), 27 degrés (thorax).

L'aiguille d'acier ne donne à ce moment que des traces d'*oxydation*.

A 9 heures un quart, 18 degrés (cuisse), 20 degrés (thorax).

L'oxydation n'est plus appréciable à la surface de l'aiguille, et le galvanomètre, mis en communication avec l'aiguille, ne donne plus, à ce moment, de manifestation immédiate.

La *rigidité* cadavérique s'établit.

Dans ce dernier cas, on le voit, ce n'est qu'après une heure et demie, deux heures, que l'abaissement progressif de la température est arrivé au *degré significatif* de la *mort réelle*, tandis que, dans le cas de submersion, le même effet s'était produit en moins de trente minutes.

Dans la mort par HÉMORRHAGIE, le siége, par conséquent l'abondance et la rapidité de celle-ci influent naturellement sur l'atténuation ou la cessation plus ou moins rapide des phénomènes d'*oxydation*, *thermique* et *électrique*.

Le fait suivant, qui résume un grand nombre d'expériences semblables, permet d'apprécier l'influence que peuvent exercer deux conditions différentes d'hémorrhagie artificielle : *l'hémorrhagie veineuse* et *l'hémorrhagie artérielle.*

Sur un jeune cochon d'Inde très-vigoureux, la température dans les muscles de la cuisse droite était de 32°,5 (l'animal est tout tremblant de peur). A 10 heures et demie du matin, par une température ambiante de 20 degrés, je sectionne rapidement la veine jugulaire droite ; le sang coule noir et en nappe comme dans une saignée. Après une diminution successive, l'hémorrhagie s'arrête à 10 h. 40; dix minutes après l'opération, la température est à 32 degrés ; à 10 h. 45, elle n'a pas changé.

Je fais alors une *section* rapide de la *carotide ;* le sang jaillit rapidement et abondamment; l'animal tombe sur le flanc. A 10 h. 48, c'est-à-dire trois minutes après la section du vaisseau, convulsions terminales. La température de la cuisse est tombée à 31 degrés. Dans le thorax, où nous avons établi un de nos thermomètres à demeure, la température est de 32°,5 ; à 10 h. 50, l'animal est *mort*.

Température : Muscles de la cuisse, 31 degrés ; dans la cavité thoracique, 32°,5.

A 11 h. 25, cuisse, 27 degrés ; thorax, 30 degrés.

A 1 heure (deux heures et demie après le début de l'expérience), 22 degrés, thorax, 25°,5.

A 1 h. 35, 21 degrés 3/4; thorax, 24,5.

Le soir à 8 heures, 20 degrés ; thorax, 22 degrés.

Le lendemain matin, à 9 heures et demie : cuisse, 22 degrés, thorax, 22°,5. A ce moment. les deux thermomètres retirés marquent 24 et 25 degrés de température ambiante.

Ce qu'il importe de noter dans ce fait, c'est la différence d'influence de l'hémorrhagie veineuse et de l'hémorrhagie artérielle sur les modifications de la température profonde. Cette modification, très-rapide pour l'hémorrhagie artérielle, est presque nulle dans l'hémorrhagie veineuse.

L'indice de la température profonde et l'oxydation de l'aiguille peuvent constituer *individuellement* un *signe* de la mort apparente; mais il est évident que la *simultanéité* de ces phénomènes donne une plus complète certitude, laquelle est encore accrue par l'adjonction du courant galvanique.

Le moyen véritablement pratique de diagnostic de la mort apparente, d'après nos recherches, repose sur l'observation *thermométrique*, car l'instrument peut rester en place pendant que sont mis en œuvre sur le mourant (dans les cas d'asphyxie, par exemple) les moyens appropriés de ranimation.

Lorsque, malgré tout, on ne voit pas s'élever la *température* au-dessus du degré *limitrophe* de la cessation des phénomènes vitaux, et qu'elle s'abaisse, au contraire, progressivement au-dessous de 30 degrés centigrades, les conditions de la *mort réelle* se sont produites, et toute intervention de l'art devient inutile (1).

Quoi qu'il en soit, il est à peine besoin d'insister sur les avantages, non pas seulement physiques, de pouvoir constater si simplement et si sûrement, je crois, *l'état de mort apparente*, mais encore sur l'influence morale qu'un pareil résultat est de nature à exercer sur l'esprit et les déterminations du médecin... Ayant, en quelque sorte, la certitude de l'espoir, il puise dans cette conviction une force d'où peuvent jaillir les inspirations les plus efficaces.

B. — De la mort réelle.

La *mort* paraît être accomplie, malgré les efforts associés de la nature et de l'art : Est-elle *réellement* et *définitivement accomplie ?*

Telle est la question qui se pose, — nous pourrions dire qui se *dresse*, — avec toute l'épouvante de la possibilité d'une erreur.

Je n'ai pas à examiner ici les diverses péripéties par lesquelles

(1) Je m'empresse de déclarer que je n'ai pas la prétention d'avoir le premier indiqué l'application des observations thermiques à la détermination de la mort apparente. Depuis longtemps, en Allemagne, le professeur Nasse avait fait et publié des essais de cette nature. Je n'ignore pas, et je me fais un devoir de le dire, que chez nous, M. le docteur Henri Roger s'est livré, sur ce sujet, à des recherches malheureusement restées inachevées et inédites.

Mais je ferai remarquer que, jusqu'à présent, aucun auteur, à ma connaissance, ne s'est occupé de la *température profonde* des tissus, ni d'un moyen véritablement pratique de réaliser cette étude. Or, il y a, selon nous, une grande différence entre les résultats fournis, dans les conditions dont il s'agit, par l'étude de la température superficielle et celle de la température profonde ; j'ajoute, et j'espère démontrer que le premier mode de recherches expose à de graves erreurs.

a passé cette question, qui d'ailleurs n'a paru recevoir une solution satisfaisante que dans ces derniers temps.

En 1849, le travail remarquable de M. le docteur Bouchut sur les signes de la mort répondant à l'appel de Manni, et le rapport favorable de l'Institut, semblaient avoir apporté le dernier mot de la science dans cette grave question, éclairée d'une lumière toute nouvelle par les applications de la découverte de Laennec. Il était permis de se montrer rassuré définitivement sur les horribles conséquences d'une méprise relativement à la mort non réelle; en un mot, il était permis de mourir en paix et tranquille à ce sujet.

Les choses ont changé depuis. Le signe réputé certain de la mort, et tiré de la *cessation des bruits cardiaques*, ne saurait plus être aujourd'hui accepté comme tel; et comme si l'influence de ces modifications dans les résultats de l'observation scientifique avaient retenti sur les esprits qui portent leurs appréhensions au delà de la tombe, il en est qui se sont émus de nouveau de l'effrayante possibilité de l'inhumation prématurée, et qui sont venus demander à la science un *signe* de la mort, non pas seulement *certain*, mais *vulgaire*, applicable en tous lieux, par l'ignorant comme par l'homme de science.

Ce signe, je crois, si je ne m'abuse, qu'il peut être fourni par les résultats qui précèdent.

Voyons-le dans son *application immédiate*.

X

Lorsqu'une ou plusieurs aiguilles d'*acier bien poli*, *non détrempé*, plongées dans les tissus d'un individu présumé *mort*, conservent, quel que soit le temps qu'on les laisse en place, leur *poli*, leur *brillant*, sans présenter à leur surface la *moindre trace d'oxyde*, on peut avoir la *certitude* que la mort est RÉELLE.

Cette proposition générale a été, je l'espère, suffisamment justifiée par l'étude qui précède; mais il importe de la dégager, autant que possible, des présomptions d'erreur qui peuvent entourer les détails de son application.

Lorsque la vie a cessé en apparence, c'est-à-dire lorsque l'*expiration suprême* a eu lieu, lorsque, en d'autres termes, ce qu'on appelle, non sans raison, la *mort générale* est effectuée, tout n'est pas pour cela terminé : le *mouvement vital* persiste encore durant un certain temps; il y a comme une *vitesse acquise* de ce mouvement qui se traduit par la continuation d'actions moléculaires locales de même ordre que celles qui s'accomplissent pendant la vie; mais ces actions *localisées*, *partielles*, *désagrégées* en quelque sorte, n'ont plus le *lien général* qui les réunit et constitue cet ensemble fonctionnel qui est la *vie même*. Les phénomènes par lesquels ces actions se révèlent, tout en persistant, s'atténuent et décroissent graduellement jusqu'à disparaître bientôt et faire place aux phénomènes propres de la destruction.

C'est dans cette *période de transition*, où la vie organique n'a pas absolument cessé et où la mort n'est pas définitivement établie, qu'il faut chercher et que l'on trouve la véritable limite de ces deux états si contraires, et pourtant si intimement liés, limite se traduisant par les signes physiques que nous étudions.

Quelle est la durée moyenne de cette période? Là est surtout le problème à résoudre.

Il a été établi par nos expériences qu'une décroissance successive et parallèle se fait dans les phénomènes d'*oxydation* et de *température*, au fur et à mesure que s'éteint la *vitalité* des tissus.

Mais l'oxydation cesse de se produire bien avant que le refroidissement complet ou le plus complet possible du corps se soit effectué ; ainsi que nous l'avons vu, c'est lorsque la *température profonde* des tissus est descendue et s'est fixée à un chiffre inférieur de 8 à 10 degrés à son chiffre normal, que l'*oxydation* de l'aiguille fait définitivement défaut.

Ce degré minimum oscille entre 27 et 28 degrés centigrades. On peut dire que c'est là la *température de la mort réelle*. Or, pour celui qui est capable de lire sur le thermomètre, cette donnée est précieuse : elle indique en même temps que l'*oxy-*

dation n'aura plus lieu, et qu'en conséquence les phénomènes de *vitalité réelle* ont cessé dans les tissus.

Mais il s'agissait d'affranchir de l'emploi même du thermomètre l'observateur *vulgaire :* pour lui, l'*aiguille* seule doit être l'instrument de conviction.

Comme la *non-oxydation* de l'aiguille, c'est-à-dire la conservation parfaite du *poli* et du *brillant* de sa surface, doit constituer l'*élément essentiel* de cette conviction, il suffirait, pour l'acquérir, d'implanter successivement, à des espaces de temps égaux (toutes les dix ou quinze minutes, par exemple), dans les tissus, une ou plusieurs aiguilles nouvelles, à partir du moment de la *mort présumée* jusqu'au moment où l'aiguille, restant absolument *nette* à sa surface, donnerait par là la *certitude cherchée.*

Mais les résultats de nos recherches permettent d'obvier à ces longueurs et d'atteindre le but plus rapidement, quoique aussi sûrement.

C'est dans un laps de temps qui ne dépasse pas en moyenne *cinq heures*, presque jamais *huit heures*, après la mort présumée, que le phénomène de l'*oxydation* de l'aiguille cesse de se manifester.

Nous avons déjà remarqué la coïncidence qu'il y a entre cette cessation et l'apparition de la *roideur cadavérique*, de telle sorte que la certitude de ce dernier signe est, pour ainsi dire, *consacrée* par celui que nous faisons connaître.

Mais l'apparition de la *roideur cadavérique* est soumise, on le sait, à des fluctuations que ne présentent point les phénomènes dont l'aiguille est le siége. Il peut arriver, en effet, que, dans des conditions connues et qu'il est inutile d'énumérer ici, la rigidité cadavérique soit très-tardive ; néanmoins l'aiguille, et surtout notre thermomètre, donneront bien avant le signe de la *mort réelle.*

Ce fait paraîtra assurément d'une grande importance, si l'on songe que la *rigidité cadavérique*, qui de tous les phénomènes plus ou moins éloignés de la mort réelle est certainement le plus *caractéristique*, peut facilement échapper, surtout à un observateur incompétent, et qu'il peut aussi donner lieu à de véritables méprises (1).

Les *conditions extérieures* ou *de milieu*, particulièrement celles de température, ne modifient sensiblement, nous l'avons prouvé, la période moyenne du temps nécessaire à la manifestation du *signe négatif* dont il s'agit qu'autant que ces conditions sont *extrêmes*.

Sous l'influence d'une température ambiante *très-basse*, qui favorise le refroidissement des tissus profonds, le *signe négatif* constitué par la *non-oxydation de l'aiguille* se manifeste naturellement plus tôt que dans la condition contraire de température très-élevée. Au moment des froids excessifs que nous avons eu à subir cette année, nous avons vu sur des cadavres d'animaux morts spontanément (notamment sur des cochons d'Inde) l'oxydation de l'aiguille cesser complétement un quart d'heure ou vingt minutes après la mort, notre thermomètre, plongé dans les muscles de la cuisse, s'étant abaissé très-rapidement à 10, 8 et 5 degrés centigrades au-dessus de zéro.

D'un autre côté, dans les conditions d'une température très-élevée, — et c'est ce que nous avons déjà montré expérimentalement pour la *radiation solaire*, — l'influence modificatrice n'est pas telle qu'elle puisse amener un écart considérable dans les résultats; et en ce cas, la période moyenne déjà établie de *cinq* à *huit* heures, à partir du moment de la mort présumée, reste *vraie* et *constante*. Il importe, à ce propos, de ne pas oublier qu'à notre point de vue on ne doit pas confondre la température propre et profonde des tissus avec la température superficielle du corps, laquelle participe plus immédiatement de la température extérieure et communiquée et présente, en tout cas, de grandes variations.

Nous avons dû, on le conçoit, donner la plus grande attention à l'étude de l'influence que peut exercer sur la tempéra-

(1) Voyez, sur ce sujet, les travaux de Louis, Nysten, et E. Bouchut, *Traité des signes de la mort*, etc. Paris, 1849, p. 155 et suivantes.

ture la *cause morbide* ou le *genre de mort.* Et, à ce propos, la question essentielle que nous avions à nous poser et à chercher à résoudre est la suivante :

Y a-t-il une ou des maladies capables de produire, avant la *mort* RÉELLE, un abaissement de la température tel que le degré minimum de cette température arrive à la limite qui marque la *réalité* de la mort, et qui soit incompatible avec les *phénomènes d'oxydation* propres seulement aux *actions vitales?*

A cette question, il est permis de répondre : *Non.*

En effet, les maladies que nous devons avoir ici particulièrement en vue, ce sont les *maladies algides,* — et en tête de ces maladies le CHOLÉRA.

Or, des recherches très-bien faites de M. H. Roger et de M. P. Lorain, — et de nos propres recherches, peu nombreuses, il est vrai, mais suffisamment corroborées par celles des deux observateurs précédents, — il résulte que le chiffre moyen de l'abaissement minimum de la température dans le choléra (j'entends la *température profonde* ou celle qui s'en rapproche plus, c'est-à-dire la température du rectum), ce chiffre, dis-je, oscille entre 35 et 34 degrés, et ce chiffre constitue presque toujours un *pronostic fatal.* Mais il s'éloigne très-notablement, comme on le voit, du chiffre moyen qui, d'après nos expériences, donne avec certitude l'indice de la mort accomplie, chiffre qui suit la période progressivement descendante de 30, 27 et 25 degrés.

Les phénomènes d'oxydation de l'aiguille restent donc compatibles avec le plus grand abaissement de la température qui puisse se produire du vivant d'un malade atteint de l'affection algide par excellence ; et cette condition ne peut constituer une cause d'erreur dans nos résultats.

Parmi les autres maladies de cette nature dont il y aurait lieu de se préoccuper, il n'y a guère que le *sclérème des nouveau-nés* et la *méningite tuberculeuse,* laquelle, suivant les recherches de M. H. Roger, produirait un abaissement thermique plus considérable que l'abaissement occasionné par les autres affections infantiles. Or, le chiffre de cet abaissement n'a pas dépassé 35 degrés centigrades.

Une influence dont il importe de tenir compte dans l'appréciation des phénomènes qui nous occupent, c'est celle des conditions d'*humidité*, soit *extérieure* ou *ambiante*, soit *intérieure*, c'est-à-dire appartenant aux tissus eux-mêmes.

L'association d'un certain degré d'*humidité* extérieure et d'une température ambiante élevée constituent une condition favorable à l'*oxydation* de l'aiguille; mais cette influence ne nous a jamais paru telle qu'elle pût changer notablement la *période* moyenne, durant laquelle apparaît le signe négatif dû à l'*inoxydation* de cette même aiguille.

Lorsque les tissus sont eux-mêmes infiltrés de liquide, comme dans les *œdèmes*, soit *locaux*, soit *généralisés* (*anasarque*), la présence de ces liquides ne donne pas lieu, —*sur le cadavre*, — à un phénomène d'*oxydation* qui serait indépendant de la *vitalité* propre des tissus; aussi, dans ces conditions, la *constance* de la *non-oxydation* de l'aiguille conserve-t-elle le caractère significatif qu'il nous a été permis de lui attribuer jusqu'à présent.

Il n'en est pas de même lorsque l'aiguille rencontre un *foyer sanguin* ou un liquide mêlé de *sang*.

Nous avons vu que dans ce cas l'aiguille prenait naturellement la *tache sanguine*, dont l'aspect physique ne diffère pas notablement de la tache d'oxyde.

Mais rien n'est plus facile que d'éviter cette possibilité d'erreur, même dans les circonstances les plus vulgaires, et sans l'intervention des moyens scientifiques de différenciation : il suffit de choisir et d'indiquer pour la pratique un *lieu* d'implantation des aiguilles qui ne puisse pas exposer à la méprise.

C'est ce qu'il nous reste à faire, en donnant la *réglementation* méthodique du procédé le plus simple suggéré par les données qui précèdent.

XI

Comme il s'agit, en définitive, d'une simple constatation matérielle, notre première préoccupation a dû être de rendre, autant que possible, cette constatation facile et indubitable.

Nos aiguilles présentent dans leur forme et leur disposition une première condition favorable à ce but : elles offrent un *renflement* médian ou *ventre* destiné à mettre en *relief* le phénomène de l'oxydation ou son absence.

Ces aiguilles doivent être, on le comprend, parfaitement *polies* et *brillantes* à leur surface.

Mais c'est surtout la conservation absolue de ce *poli* qui importe, afin qu'au moment de l'application le moindre élément d'erreur ne puisse exister à ce sujet.

Nous avons imaginé pour cela de tenir les aiguilles implantées dans une substance qui se maintient dans un état constant de sécheresse : la *moelle de sureau.* Elles doivent y être complétement enfoncées, c'est-à-dire jusqu'à leur tête. Cette substance a aussi l'avantage de ne pas émousser la pointe de l'aiguille. J'ai pu m'assurer par une longue expérience que grâce à cette précaution l'aiguille conservait presque indéfiniment son *brillant* primitif.

Si, au moment de faire usage de l'aiguille, on apercevait la moindre *maculature* à sa surface, il est facile de l'enlever à l'aide du *papier émeri.*

Les aiguilles destinées à être employées *seules*, c'est-à-dire sans l'adjonction du tube thermométrique, et qui peuvent l'être même par les personnes privées de la plus vulgaire instruction, sont *plus longues* et grosses en proportion, ce qui donne plus d'espace, pour ainsi dire, à la réalisation du phénomène et permet plus facilement sa constatation.

Il ne faut point que la plus minime portion de l'aiguille reste à l'air libre : elle doit donc être enfoncée dans les tissus, dans *toute sa longueur*, jusqu'à sa tête; et cela, afin que la marque légère qui se ferait autour du collet d'implantation ne puisse même pas intervenir comme cause d'erreur.

Une seule aiguille peut suffire; mais il est loisible d'en implanter *plusieurs*, *deux* et même *trois*, pour plus de certitude.

L'essai peut commencer immédiatement après la *mort présumée;* mais, en raison des influences diverses qui ont présidé à la mort ou qui entourent le cadavre, le moment véritablement efficace de l'essai est en moyenne compris entre la *quatrième* et la *huitième* heure après la mort présumée.

Les parties les plus propices pour l'implantation des aiguilles sont celles qui offrent le *plus grand épaississement* des tissus mous, sans que des os se trouvent immédiatement interposés.

La région supérieure et antérieure de la cuisse nous paraît être à cet égard le lieu d'élection le plus favorable.

Viennent ensuite le mollet et les portions les plus charnues des membres supérieurs.

Tout endroit où existe une grosseur anomale, tumeur, collection de pus et surtout de sang, doit être soigneusement évité.

Pour favoriser le refroidissement et hâter la manifestation du signe en question, il sera bien de découvrir préalablement le membre ou la portion de membre dans laquelle sera plongée l'aiguille.

Ces règles s'appliquent également à l'emploi de l'*instrument complet*, du *tube thermométrique* ou de l'*aiguille* seule.

En résumé :

Expressions constantes des manifestations de la *vie* au sein des tissus organisés,

L'*oxydation* d'une aiguille d'acier poli non détrempé plongée dans ces tissus,

Le *degré de température* de ces mêmes tissus coïncidant avec l'oxydation de l'aiguille,

Le développement et l'apparition d'un *courant galvanique* concomitant,

Constituent *trois phénomènes solidaires et simultanés* de la VIE.

Ils peuvent constituer, soit simultanément, soit indivi uellement, des *signes* de la MORT APPARENTE et de la MORT RÉELLE.

Signes de la mort apparente lorsqu'ils sont *positifs*,

Signes de la mort réelle lorsqu'ils sont *négatifs*.

J'ai volontairement écarté de mon sujet les questions de science pure et de théorie que soulève à chaque pas l'étude à laquelle je viens de me livrer. Mais je ne puis m'empêcher de remarquer — et ce sera ma conclusion terminale — que l'admirable *unité* qui règne dans le fonctionnement de ce tout qui constitue un *organisme en action*, ne saurait mieux se révéler que dans la *manifestation* ou dans l'*absence* des phénomènes locaux que nous venons d'étudier.

En traduisant la continuation, la persistance des actions propres et intimes de la *vie* dans un point quelconque de l'agrégat organique, ils annoncent aussi cette persistance dans l'organisme entier, et par suite la possibilité, sinon la certitude, de triompher encore de la cause agissante de destruction.

Que si, au contraire, la cessation bien constatée de ces phénomènes se produit dans un point quelconque de l'organisme, c'est qu'il y a aussi en ce point cessation et suspension de la *vie* dans le *tout organique : la mort est accomplie*, et l'intervention de l'art a perdu ses droits et son pouvoir.

FIN.

Paris. — Imprimerie de E. MARTINET, rue Mignon, 2.

www.ingramcontent.com/pod-product-compliance
Ingram Content Group UK Ltd.
Pitfield, Milton Keynes, MK11 3LW, UK
UKHW021931190726
13853UKWH00002B/982